Dr. med. Georg Heidenreich

...was soll der Käse!

Wie die Milchindustrie uns krank und süchtig macht.

SAPIENCE

Liebe Leserin, Lieber Leser,

Zahlreiche wissenschaftliche Studien beweisen, dass der Konsum von Milchprodukten unsere Gesundheit in hohem Maße beeinträchtigt. Milchkonsum wird in Zusammenhang mit der Entstehung von Brust-, Ovarial-, Lungen-, Prostata-, und Darmkrebs erwähnt. Ebenfalls Osteoporose, Herz-Kreislauf-Erkrankungen, Arthritis, Parkinson, Alzheimer, Asthma, Diabetes, Multiple Sklerose, Akne, Schmerzen, Rheuma, Migräne und weitere Krankheiten stehen in direktem Zusammenhang. Welche Mechanismen in unserem Körper wirken, um uns süchtig nach Käse machen, darauf möchte ich detailliert eingehen.
Ebenfalls herzzerreißend ist, was den Kühen angetan wird, um Milch zu produzieren.

Als praktizierender Allgemeinmediziner bin ich in meiner täglichen Arbeit häufig mit ernährungsbedingten Krankheitsbildern konfrontiert. Ich habe es mir zur Aufgabe gemacht, meine Patienten und Leser darüber aufzuklären, wie Krankheiten entstehen und den Ursachen entgegenzuwirken. In diesem Buch möchte ich wichtige Aufklärungsarbeit leisten, die in Zukunft Menschen unnötiges Leiden erspart. Ich schreibe dieses Buch für meine Patienten und alle Interessierten. Da mich die Zusammenhänge zwischen Ernährung und Gesundheit seit langem beschäftigen, konnte ich auch vielen Patienten auf diese Art helfen ihre Gesundheit wieder zu erlangen.

Trotz aller wissenschaftlichen Beweise, die die angeblichen gesundheitlichen Vorteile der Milch ad absurdum führen und die sogar die ganz erheblichen gesundheitlichen Risiken durch Milch und Milchprodukte aufzeigen, konsumieren viele Menschen erhebliche Mengen an Milchprodukten und die Regierungen vieler Länder fördern sogar den Milchkonsum.

Milch und Milchprodukte machen krank! Beginnen möchte ich meine kleine Abhandlung mit einem kurzen Abriss der aktuellen wissenschaftlichen Studienlage der gesundheitlichen Schädigungen durch Milchprodukte.

Es ist trotz der erdrückenden Faktenlage der wissenschaftlichen Studien zunächst höchst erstaunlich, dass es unter Medizinern und Ernährungswissenschaftlern unterschiedliche Stellungnahmen zu den gesundheitlichen Auswirkungen von Milch gibt. Dafür gibt es offensichtlich nur diese Gründe: Den Ernährungswissenschaftlern und nicht wissenschaftlich tätigen Medizinern fehlen die Kenntnisse zu den Studien und über die funktionellen Auswirkungen von Milch und Milchprodukten auf den menschlichen Organismus.

Ernährungswissenschaftler kennen zwar die Zusammensetzung der Milch, ihnen fehlen aber oft Kenntnisse über die Funktionsabläufe des menschlichen Organismus. Außerdem entstehen durch die Zusammenarbeit von Ernährungswissenschaftlern mit der Lebensmittelindustrie erhebliche wirtschaftliche Interessenkonflikte, die natürlich eine Veröffentlichung kritischer Aspekte gesundheitsschädlicher Nahrungsmittel durch die Ernährungswissenschaftler unmöglich macht. Es ist sehr unwahrscheinlich, dass die Nahrungsmittelindustrie mit einem Wissenschaftler weiterhin zusammenarbeitet, der sich kritisch über die Nahrungsmittel dieser

Industrie äußert. Das ist das Prinzip
der legalen Korruption.

Ihr Dr. med. Georg Heidenreich

Vorwort

Neusten wissenschaftlichen Erkenntnissen zufolge, ist Milch ein biologisches Signalsystem zwischen Mutter und Neugeborenem, dessen Aufgabe es ist, das Wachstum und die Programmierung des Neugeborenen für eine kurze Zeit zu aktivieren und zu fördern. Zu diesem Zweck wird das Enzym mTOR aktiviert, welches das Zellwachstum massiv fördert. Übergewicht, Krebs, Diabetes, Akne sind somit das Ergebnis einer zu hohen Aktivität von mTOR und dementsprechend auf Milchkonsum zurückzuführen. Alle Zivilisationskrankheiten sind gekennzeichnet durch eine ständige Erhöhung der mTOR im Organismus.

Das stärkste Wachstumshormon im menschlichen Organismus ist das IGF1. In der Pubertät erreicht es die höchsten Werte und induziert dadurch die Akne. In der Milch ist eine grosse Menge IGF1 enthalten. Der Umstand, dass Milch nachweislich die Bildung von IGF1 in der Leber des Menschen stimuliert, ist dabei entscheidend. Konsumenten von Milch weisen eine wesentlich höhere Konzentration von IGF1 im Vergleich zu Menschen auf, die keine Milch trinken. IGF1 wiederum aktiviert das Enzym mTOR, welches das Zellwachstum massiv fördert. Darum ist es offensichtlich, dass erhöhte IGF1-Werte in einer gesicherten Verbindung zu Brust- und Prostatakrebs stehen, welche die häufigsten Krebsarten bei Mann und Frau sind. Die Induktion hoher IGF1-Spiegel beim Neugeborenen ist ein sinnvoller, nur kurz dauernder Mechanismus, um das Wachstum zu aktivieren und zu fördern. Eine Dauerstimulation des Wachstums im späteren Leben stellt dagegen eine verheerende Gesundheitsgefährdung bzw. Gesundheitsschädigung dar.

Krebs

Dass Prostatakrebs und Brustkrebs mit dem Konsum von Milchprodukten verbunden sind, liegt vermutlich an der Erhöhung eines Hormons, genannt „Insulin-like growth factor" (IGF-I). IGF-I ist in Kuhmilch enthalten. Im Blut von Personen, die regelmäßig Milchprodukte konsumieren, wird es in erhöhten Konzentrationen nachgewiesen. Außerdem sind auch andere Substanzen, die den IGF-I Spiegel erhöhen, in der Kuhmilch enthalten.

Studien in verschiedenen Bevölkerungsgruppen haben bewiesen, dass es eine Verbindung zwischen Serum-IGF-I-Konzentrationen und dem Risiko für Prostatakrebs gibt. Männer, die die höchsten IGF-I Werte aufwiesen, hatten ein fast zweifach erhöhtes Risiko für Prostatakrebs, verglichen mit denjenigen, die die niedrigsten Werte aufwiesen. Weitere Untersuchungen konnten zeigen, dass das Risiko für Prostatakrebs durch den Konsum von fettarmer Milch erhöht wurde, was darauf hindeutet, dass zu viel Kalzium aus Milch eine potenzielle Bedrohung für die Prostatagesundheit darstellt.

In einer multizentrischen Studie über einen Zeitraum von 8,7 Jahren mit insgesamt 142.251 Männern, konnten Wissenschaftler der Universität Oxford zeigen, dass Milcheiweiß das Risiko für Prostatakrebs erheblich steigert: Eine Zufuhr von täglich nur 35 g Milcheiweiß steigert das Risiko für Prostatakrebs um 32 %.

In der Physicians Health Study mit 21.660 Ärzten als Probanden, wiesen amerikanische Wissenschaftler nach, dass der Verzehr von Vollmilch das Risiko für besonders aggressiven Prostatakrebs signifikant erhöht.

Die Aktivierung von mTOR ist ein zentraler Punkt bei der Entstehung und dem Fortschreiten von Prostatakrebs.
Milch aktiviert mTOR massiv! Isländische Wissenschaftler wiesen nach, dass das Risiko für ein aggressiv verlaufendes Prostatakarzinom durch den täglichen Milchkonsum bis zum 20. Lebensjahr um das 3-fache erhöht ist! Nicht erst seit dieser Studie ist Schulmilch und das gesamte EU-Schulmilchprogramm zur Förderung der Tierindustrie ein gesundheitspolitischer Skandal ersten Ranges.
Da sowohl für Akne als auch für Prostatakrebs eine erhöhte Stimulation von mTOR durch Milchkonsum verantwortlich ist, ist es häufig so, dass an Prostatakrebs erkrankte Männer häufig in jungen Jahren von Akne betroffen waren.

Etwa 65 % der Östrogene, die mit der Nahrung aufgenommen werden, stammen aus Milchprodukten. Östrogene sind ein Risikofaktor für Brust-, Eierstock- und Prostatakrebs, was auf ihre Fähigkeit zurückzuführen ist, das Zellwachstum zu beeinflussen. Dass Milchkonsum das Brustkrebsrisiko steigert, konnten 15 verschiedene Östrogen-Metabolite in verschiedenen Milchprodukten nachweisen, wie eine Studie zeigte. In Sojamilch dagegen wurden keine nennenswerten Mengen von Östrogen-Metaboliten gefunden. Auch die Reduktion von fetthaltige Lebensmitteln ist sehr wichtig, um das Risiko für Brustkrebs zu senken. Milchprodukte sind die hauptsächliche Quelle von gesättigten Fetten in der Nahrung.

Eierstockkrebs hängt auch mit dem Verzehr von Milchprodukten zusammen. Milchzucker wird im Körper in den Zucker Galaktose umgewandelt. Forschungsergebnisse deuten darauf hin, dass der Milchzucker Galaktose giftig für die Zellen des Eierstocks sein könnten. In einer schwedischen Studie war der Konsum von Laktose und Milchprodukten mit Eierstockkrebs assoziiert. In Dänemark, dem Land mit einer der höchsten Raten an Eierstockkrebs in der Welt, konnte nachgewiesen werden, dass Frauen, die mehr als zwei Portionen Milch pro Tag konsumierten, ein fast zweifach so hohes Risiko aufwiesen an Eierstockkrebs zu erkranken, als Frauen, die weniger als eine halbe Portion pro Tag aufnahmen.

Die WHO-Zahlen über die Brustkrebshäufigkeit weltweit decken sich mit denen über die Höhe des Milchkonsums: die höchsten Brustkrebsraten haben die westlichen Länder mit dem höchsten Milchkonsum.
Nach dem zweiten Weltkrieg ist in

Japan die Brustkrebshäufigkeit simultan zum Milch- und Milchproduktekonsum gestiegen. Wissenschaftler der Universität Melbourne untersuchten den Zusammenhang zwischen dem Verzehr von tierischen Produkten und den Blutkonzentrationen von Hormonen. Die Frauen mit dem höchsten Verzehr von Milchprodukten hatten ca. 15 % höhere Konzentrationen an Estradiol. Es wird auch gezeigt, dass ein höherer Verzehr von Fleisch sowie von Milchprodukten die Konzentration der Steroidhormone erhöht. Steroidhormone sind z. B. eng mit dem Risiko für Brustkrebs und Prostatakrebs verbunden.

Eine Reihe von Studien weisen auf den Zusammenhang zwischen Prostatakrebs, Milch und Kalzium hin.

Eine Untersuchung zum Krebsrisiko bei den Kindern durch Milch und Milchprodukte zeigte, dass, bei denjenigen, die Milch und Milchprodukte konsumierten, später die Darmkrebsrate um fast das Dreifache erhöht war, unabhängig davon, ob Fleisch, Früchte, Gemüse konsumiert wurden und auch unabhängig von den sozioökonomischen Indikatoren.

Wissenschaftler der „International Agency for Research on Cancer" (IARC-WHO), Lyon, Frankreich, untersuchten 477.206 Personen, die an der „European Prospective Investigation into Cancer and Nutrition" Studie für durchschnittlich 11 Jahre teilnahmen. Sie haben den Zusammenhang zwischen Leberkrebs und dem Konsum von Milch und Käse erforscht. Sie schlussfolgerten aus ihrer Studie:

Eine eindeutige und signifikant positive Verbindung besteht zwischen dem Konsum von Milchprodukten, Milch und Käse und Leberkrebs.

Besonders hingewiesen sei auf eine besonders wichtige Aussage der Wissenschaftler in der Studie: *„Kalzium, Vitamin D, Fett und Eiweiß aus Milchprodukten sind mit einem erhöhten Leberkrebsrisiko verbunden, während die gleichen Nährstoffe aus milchfreien Quellen eine inverse oder keine Verbindung zeigten."*

Bisher wurde manipulativ der gesundheitliche Wert der Milch und Milchprodukte mit dem hohen Gehalt an wertvollen Nährstoffen wie Kalzium und Protein begründet. Dies ist eine absurde und manipulative Begründung. Einzelne positive Nährstoffe in einem insgesamt hochgradig gesundheitsschädlichen und krebsfördernden Produkt nützen der Gesundheit überhaupt nicht. Ganz im Gegenteil, wenn diese Nährstoffe zusammen mit Milch und Milchprodukten aufgenommen werden, sind sie sogar mit Leberkrebs verbunden. Wenn die gleichen Nährstoffe aber mit anderen Produkten aufgenommen werden, haben sie entweder keinen negativen Effekt oder schützen sogar gegen Leberkrebs. Einen besseren Nachweis für die extrem gesundheitlich schädliche Wirkung von Milch und Milchprodukten ist kaum vorstellbar.

Basierend auf Daten der World Health Organization (WHO) sowie der Food and Agriculture Organization of the United Nations (FAO) untersuchte eine Studie von Hagen und Waldeck den kausalen Zusammenhang zwischen Milchkonsum und der

Sterblichkeit durch Prostata- und Eierstockkrebs. Die Analyse basiert auf bis zu 50 Ländern und deren jährlichen Mortalitätsraten aufgrund von Prostatakrebs und Eierstockkrebs im Zeitraum 1990 bis 2008 sowie jährlichen Ernährungsdaten dieser Länder von 1961 bis 2008. Die Ergebnisse:

In Ländern, in denen der Milch-Konsum sehr gering ist bzw. war (unter 3 % der gesamtem Kalorienaufnahme), ist die Mortalitätsrate beider Arten von Krebs relativ gering (Ägypten, Südkorea, Philippinen, Sri Lanka, Thailand). In Ländern, in denen der Milch-Konsum sehr hoch ist bzw. war (über 11 % der gesamtem Kalorienaufnahme), ist die Sterblichkeit an Prostatakrebs deutlich überdurchschnittlich (Australien, Finnland, Irland, Niederlande, Norwegen, Schweden, Schweiz). Ein Anstieg des Anteils von Milch an der gesamten Kalorienzufuhr innerhalb der vorangegangenen 25 Jahre erhöht statistisch signifikant die Mortalitätsrate aufgrund von Prostatakrebs. Relevant sind zudem die Zuckeraufnahme sowie die Aufnahme anderer tierischer Produkte wie Fleisch, Fisch und Fett.

In Bezug auf die Sterblichkeitsraten bei Eierstockkrebs erkennt man ebenfalls einen eindeutig schädlichen Effekt der Milch. Weitere schädliche Faktoren sind die Gesamtkalorienaufnahme sowie wieder der Anteil von Zucker. Konkret versucht die Studie, die Frage zu beantworten, wie hoch wären die Mortalitätsraten zwischen 1991 und 2008 gewesen, wenn die Einwohner aller Länder weniger Milchprodukte konsumiert hätten? Weniger bedeutet hier, dass die gegebene Kalorienzufuhr zu einem höheren Anteil durch pflanzliche Nahrungsmittel und zu einem geringeren Anteil durch Milchprodukte gedeckt worden wäre.

Die Ergebnisse zeigen, dass sich die Zahl der Todesfälle aufgrund von Prostatakrebs um 30 % bis 65 % durch eine deutliche Reduktion des Milchverbrauchs auf 1 % der gesamten Kalorienzufuhr reduzieren würde.
Eine Reduktion der Kalorieneinnahme in Form von Milch auf 1 % bedeutet, dass damit jährlich 1,8 bis 3,4 Frauen pro 100.000 Einwohner weniger an Eierstockkrebs sterben würden. Diese absoluten Zahlen entsprechen einem jährlichen Rückgang von 30 % bis 65 %.

Es zeigt sich deutlich in dieser Studie, dass sich der im Querschnitt von Ländern gefundene positive Zusammenhang zwischen Milchkonsum und Sterblichkeit aufgrund von Krebs definitiv nachweisen lässt.

Nach einer Meta-Analyse im „American Journal of Clinical Nutrition" erhöhen Milchprodukte das Risiko für Prostatakrebs. Eine Meta-Analyse ist eine Studie, die die Daten mehrerer Studien zu einer Studie zusammenfasst und daher besonders aussagekräftig ist. Die Forscher fanden aufgrund der Analyse von Daten aus 32 Studien heraus, dass der Gesamtkonsum von Milchprodukten, der Gesamtkonsum von Milch, fettarmer Milch, Käse und Kalzium mit einem steigenden Risiko für Prostatakrebs assoziiert ist.

Schmerzen, Rheuma, Migräne

Es ist möglich bei rheumatoider Arthritis (RA) und Migräne, die Schmerzen durch das Weglassen von Milchprodukten zu verringern. Der häufigste ernährungsbedingte Auslöser von Migräne- und Arthritisschmerzen sind Milchprodukte. Schon kleine Mengen können eine Schmerzattacke auslösen.
Wenn häufige Auslöser, wie Milchprodukte vermieden werden. erreichen zwischen 20 und 50 % der Patienten Im Erwachsenenalter eine Verringerung oder sogar eine Beseitigung ihrer Migräne.

Mehrere Studien bewiesen, dass etwa die Hälfte der Patienten mit Arthritis von einer veganen Ernährung profitieren, darunter auch einige Patienten, bei denen keine Auslöser in der Nahrung gefunden werden konnten. Eine Studie zur Beurteilung des Einflusses einer vier Wochen dauernden, fettarmen veganen Ernährung auf Rheuma-Patienten konnte signifikante Veränderungen bei den Symptomen, eine Verbesserung der Funktion, eine Abnahme sowohl der Druckempfindlichkeit als auch der Gelenkschwellung, eine Reduzierung der Schwere der morgendlichen Steifheit und der Schmerzen nachweisen.

Alzheimer, Demenz, Parkinson

Milch und Milchprodukte erhöhen das Alzheimer Risiko. Dies ist das Ergebnis einer Studie des „Taub Institute For Research On Alzheimer's Disease" an der New Yorker Columbia-Universität. Fettreiche Milch und Milchprodukte, wie z. B. Butter und Käse, fördern Alzheimer.

Bei Diabetikern tritt Alzheimer Bekanntlich deutlich häufiger auf, dabei steht der Milchkonsum im Zusammenhang mit dem Diabetesrisiko. Maßgeblich scheint der Alzheimer-Erkrankung eine hohe Aktivität von mTOR zugrunde zu liegen. Milch erhöht die mTOR-Aktivität massiv.

Das Risiko an Parkinson zu erkranken ist für Männer mit täglichem mehrfachem Milchkonsum erheblich erhöht.

Auch in Griechenland fanden Wissenschaftler einen Zusammenhang zwischen Parkinson und Milchkonsum. In einer groß angelegten Metaanalyse fanden chinesische Wissenschaftler heraus, dass 200 g Milch pro Tag das Risiko für Parkinson um 17 % erhöht.

Osteoporose

Bei der Milch ist das wichtigste Verkaufsargument das Kalzium und der Aufbau starker Knochen bei Kindern und die Prävention vor Osteoporose bei älteren Menschen. Die klinische Forschung zeigt aber dass Milchprodukte keinerlei Nutzen für die Knochen haben. Im Jahr 2005 wurde in der medizinischen Fachzeitschrift für Kinderheilkunde „Pediatrics" eine Studie veröffentlicht, die zeigte, dass Milchkonsum nicht den Knochenbau bei Kindern verbessert. Ebenfalls die „Harvard Nurses' Health Study", die mehr ls 72.000 Frauen über 18 Jahren umfasste, zeigte keine schützende Wirkung von erhöhtem Milchkonsum auf das Risiko für Frakturen.

Eine weitere Studie, veröffentlicht im „Archives of Pediatrics & Adolescent

Medicine" , welche die Ernährung, körperliche Aktivität und Stressfrakturen über sieben Jahre bei heranwachsenden Mädchen überprüfte, zeigte, dass Mädchen, die die meisten Milchprodukte und Kalzium konsumierten, keinen zusätzlichen Schutz für die Knochen aufwiesen. Es hatten im Gegenteil unter den körperlich aktiven Mädchen diejenigen, die am meisten Kalzium (vor allem aus Milchprodukten) aufnahmen, mehr als ein doppelt so hohes Risiko für Stressfrakturen. Kalzium ist tatsächlich wichtig für die Gesundheit der Knochen, aber, eine steigende Aufnahme jenseits von etwa 600 mg pro Tag aber, so zeigen Studien, verbessern nicht den Knochenbau.

Eine große Wirkung auf die Knochendichte hat sportliches Training, so beweisen Studien mit Kindern und Erwachsenen.

Durch die Reduktion von Natrium in

Ihrer Ernährung können Sie das Risiko von Osteoporose vermindern, indem Sie vermehrt Obst und Gemüse verzehren, Sport machen und für eine angemessene Kalziumzufuhr aus pflanzlicher Nahrung sorgen (z. B. Grünkohl, Brokkoli und anderes grünblättriges Gemüse und Bohnen).

Die höchsten Raten an Osteoporose weisen die Länder auf, in denen am meisten Milch und Milchprodukte verzehrt werden, die Länder dagegen, in denen am wenigsten Milch und Milchprodukte konsumiert werden, die niedrigsten Raten an Osteoporose. Wahrscheinlich wird die Regulationsfähigkeit des Körpers, wie viel und wann er Kalzium in den Knochen einsetzt, durch hohen, übermäßigen und lang andauernden Kalziumkonsum beeinträchtigt. Hüftfrakturen kommen deshalb häufiger in Bevölkerungsgruppen vor, in denen häufig Milchprodukte konsumiert werden und der

Kalziumkonsum relativ hoch ist.

Interessante Ergebnisse über den Zusammenhang von Kalziumzufuhr und dem Risiko von Knochenbrüchen wurden im British Medical Journal veröffentlicht. Diese Langzeitstudie mit über 60.000 Frauen in Schweden verfolgte die Kalziumaufnahme dieser Frauen und ihrer Knochenbrüche für 19 Jahre (1987-2006). Die meisten Frakturen hatten wie erwartet die Frauen mit der niedrigsten Kalziumaufnahme. eine sehr viel geringere Bruchrate hatten diejenigen mit einer mittleren Kalziumzufuhr von etwa 750 mg Kalzium pro Tag. Diejenigen allerdings mit dem höchsten Verbrauch von Kalzium konnten die Knochenbruchrate nicht reduzieren, sie hatten sogar eine höhere Rate an Hüftfrakturen.

Eine australische Studie an älteren Männern und Frauen bewies, dass ein höherer Verbrauch von

Milchprodukten mit einem erhöhten Risiko für Frakturen in Zusammenhang steht. Ein etwa doppelt so hohes Risiko für Hüftfrakturen hatten diejenigen mit dem höchsten Verbrauch an Milchprodukten im Vergleich zu denen mit dem niedrigsten Verbrauch. Wissenschaftler der Harvard-Universität behaupten sogar, dass jedes tägliche Glas Milch im Jugendalter das Risiko für Oberschenkelbrüche um 9 % steigert.

Fettgehalt und Herz-Kreislauf-Erkrankungen

Milchprodukte wie Käse, Eis, Milch, Butter und Joghurt enthalten erhebliche Mengen an Cholesterin und sind hauptsächliche Quelle für gesättigte Fettsäuren in der Ernährung. Eine Ernährung mit einem hohen Gehalt an Fett und gesättigten Fettsäuren erhöht das Risiko von Herzerkrankungen und anderen schweren gesundheitlichen Problemen. Zwei Studien zeigten, dass der Bluthochdruck, der ein bekannter Risikofaktor für Herzerkrankungen ist, bei Patienten, die strikt tierische Produkte in ihrer Nahrung vermieden, signifikant gesenkt werden konnte. Durch eine fettarme vegane Ernährung ohne Milchprodukte in Kombination mit genügend Bewegung, ohne Zigaretten und einem vernünftigen Umgang mit Stress können nicht nur Herzerkrankungen verhindert werden, sondern sogar rückgängig gemacht werden.

Finnland gehört zu den Ländern mit dem höchsten Konsum von Milch und Milchprodukten (252 kg / Kopf in 2000) und hat weltweit die höchste Infarktsterblichkeit. In Griechenland (noch geringerer Milchkonsum als in Spanien) ist die Infarktsterblichkeit am geringsten.
Eine schwedische Studie des Karolinska-Instituts an 61.433 Frauen konnte zeigen, dass durch eine hohe Kalziumzufuhr von mehr als 1400 mg pro Tag, das Risiko für eine tödliche Herz-Kreislauferkrankung ansteigt.

Laktose-Intoleranz

Laktoseintoleranz ist bei vielen Bevölkerungsgruppen häufig anzutreffen. Da diese Personen nicht über das Enzym Laktase verfügen, das den Milchzucker Laktose verdaut, treten Symptome wie gastrointestinale Beschwerden, Durchfall und Blähungen auf. Viele von uns verlieren diese Fähigkeit, wenn wir älter werden.
Laktoseintoleranz ist allerdings das geringste Problem des Milchkonsums.

Milchproteine und Diabetes

Der insulinabhängige Typ I Diabetes (in der Kindheit einsetzend) ist mit dem Verzehr von Milchprodukten verbunden. Eine Studie aus dem Jahr 2001 mit 3.000 Kindern in Finnland, welche ein genetisch erhöhtes Risiko für die Entwicklung von Diabetes aufwiesen, zeigte, dass eine frühe Fütterung mit Kuhmilch zu einer erhöhten Anfälligkeit für Typ I Diabetes bei Kindern führt.
Kuhmilchkonsum im Säuglingsalter und in der frühen Kindheit erhöhen das Risiko für Diabetes Typ I beträchtlich.

Den Zusammenhang zwischen hohem Milchkonsum und Altersdiabetes (Diabetes Typ II) zeigen auch mehrere Studien.
Vollmilchprodukte und Fleisch begünstigen Diabetes. Die Universität Athen untersuchte in einer Studie

1.514 Männer und 1.528 Frauen auf den Zusammenhang zwischen Ernährungsgewohnheiten und Diabetes-Inzidenz. Es zeigte sich, dass ein erhöhter Verzehr von Fleisch und Vollmilchprodukten mit einer Insulinresistenz verbunden ist. Der Verzehr von Fleisch führte sowohl zum Anstieg der Blutglukose als auch zum Anstieg der Insulinkonzentration im Blut.

Auch nach den epidemiologischen Daten erhöht Milch das Diabetesrisiko deutlich. Finnland gehört zu den Ländern mit dem höchsten Milch- und Milchproduktekonsum (252 kg / Kopf in 2000) und hat die weltweit höchsten Diabetesraten. Spanien gehörte bis 2000 zu den Ländern mit dem niedrigsten Milch- und Milchproduktekonsum (125 kg / Kopf in 2000) und hat eine der niedrigsten Diabetesraten.

Die Synthese von Insulin im

menschlichen Organismus wird durch Milch gefördert. Jeder Milchkonsum löst nach etwa 20 Minuten eine Insulinausschüttung aus, ausgelöst durch die in der Milch enthaltenen Aminosäuren. Insulin ist wie das IGF1 ein Wachstumshormon. Das führt dazu, dass auch durch Insulin mTOR aktiviert und damit das Zellwachstum massiv aktiviert und gefördert wird. Normal ist es, dass dieser Mechanismus mit dem Abstillen endet. Fortgesetzter Milchkonsum kann daher schwerste Folgen haben, indem die fortgesetzte Stimulierung der Insulinausschüttung durch Milch zum Absterben der insulinbildenden Zellen in der Bauchspeicheldrüse führt. Unabhängige seriöse Studien bestätigen die Folgen: Die Physicians Health Study mit 21.660 Teilnehmern und die EPIC-InterAct Studymit 340.234 Teilnehmern stellte eindeutig ein erhöhtes Diabetesrisiko durch Milchkonsum fest.

Interessant ist in diesem Zusammenhang, dass das am häufigsten angewendete Antidiabetikum Metformin das Enzym mTOR hemmt und damit genau entgegengesetzt zur Milch wirkt.

Erhöhtes Risiko für Diabetes und Multiple Sklerose

Sehr wahrscheinlich ist der Zusammenhang zwischen Milchaufnahme, Diabetes und Multipler Sklerose aufgrund gleichartiger Immunmechanismen. Durch die Ergebnisse einer über viele Jahre laufende Studie wird auch Der Zusammenhang zwischen Milch und Multipler Sklerose (MS) bestätigt. MS-Kranke, die eine fettarme vegane Ernährung einhalten, weisen signifikant weniger Erschöpfungszeichen auf.

Gesundheitliche Bedenken bei Säuglingen und Kindern

Milcheiweiß, Milchzucker, Fett und gesättigte Fettsäuren in Milchprodukten bergen erhebliche gesundheitliche Risiken für Kinder und fördern die Entwicklung von Fettleibigkeit, Diabetes und Herzerkrankungen.
Hohe Milcheiweißzufuhr durch industrielle Säuglingsnahrung steigert das Wachstum der Kinder und fördert ein Übergewicht der Kinder bis ins Schulalter. Beschleunigtes frühkindliches Wachstum geht mit einem erhöhten Asthmarisiko einher. Die „Amerikanische Akademie für Kinderkrankheiten" empfiehlt, Kleinkindern unter einem Jahr keine Kuhmilch zu geben, weil bei einer Ernährung, die reich an Milch und Milchprodukten ist, ein Eisenmangel wahrscheinlich ist. Kuhmilch-Produkte

haben zudem einen nur sehr geringen Eisengehalt. Ein Eisenmangel wird wahrscheinlicher, wenn Milchprodukte ein wichtiger Teil der Ernährung werden.

Ein weiteres Problem bei Milchkonsum sind Koliken. Bis zu 28 % der Kinder leiden während der ersten Lebensmonate unter Koliken. Seit langem wissen Kinderärzte, dass Kuhmilch oft der Grund ist. Es ist sogar bekannt, dass stillende Mütter Koliken bei ihren Babys auslösen, wenn die Mütter Kuhmilch konsumieren. Die Antikörper aus der Milch können in den Blutkreislauf der Mutter, dann in ihre Muttermilch und anschließend ins Baby gelangen. Darüber hinaus scheinen, insbesondere bei Kindern, Nahrungsmittelallergien das Ergebnis des Konsums von Kuhmilch zu sein. Kuhmilch steht auch im Zusammenhang mit chronischer Verstopfung bei Kindern. Forscher sagen auch, dass Milchkonsum zu Wundsein am Po und Schmerzen beim Stuhlgang führt, was wiederum eine Verstopfung bei den Kindern zur Folge hat.

Eine Studie der spanischen Universitäten von Cordoba und Granada untersuchte Adipositas im Kindesalter. Ein erhöhter Verzehr tierischer Proteine, besonders in frühen Lebensphasen, begünstigt die Entstehung von Übergewicht und Insulinresistenz. Das Gleiche trifft auf ballaststoffarme Ernährungsformen (z. B. Süßigkeiten, Weißmehlprodukte) zu.

Im Vergleich zu denen, die am wenigsten Milchprodukte konsumieren, sind Kinder mit dem höchsten Konsum an Milchprodukten fast doppelt so häufig übergewichtig, was eine eine Studie, die im „Nutrition Journal" veröffentlicht wurde und auf den Ergebnissen von 1.764 Kindern basiert, zeigt. Des Weiteren zeigt die

Studie, dass der Verzehr von Getreide und Gemüse den gegenteiligen Effekt von Milchprodukten hat. Je mehr Getreide und Gemüse von Kindern gegessen wird, desto weniger wahrscheinlich ist es, dass sie übergewichtig sind.

Es ist wichtig, die Nahrungsmittel zu identifizieren und zu benennen, die zu Übergewicht und schwerwiegenden Erkrankungen führen. Da die Verfettung der Menschen epidemische Ausmaße annimmt und insbesondere Kinder davon betroffen sind, deren Eltern sich nicht um die Ernährung ihrer Kinder kümmern oder Fleisch und Milchprodukte für gesund halten, da Übergewicht eine ideale Grundlage für viele tödliche Erkrankungen darstellt. Es existieren mittlerweile unglaublich viele wissenschaftliche Studien, die Milch und Milchprodukte als gesundheitsschädlich identifizieren. Hält man sich aber vor Augen, dass auf der Webseite des deutschen Verbraucherschutzministeriums direkte Werbung für angeblich gesunde Milch und Milchprodukte gemacht wird, fragt man sich doch, ob man es mit totalem Unwissen, bewusster Ignoranz oder zu starker Nähe zu den Profiten der Agrarindustrie zu tun hat.

Störungen des Darmmilieus (Darmdysbiose)

Falls die Bakterienbesiedlung des Darms nicht stimmt, zieht das sehr viele Probleme nach sich. **Ursachen für die Probleme sind Exorphine.** Unter anderem wir die Nahrung nicht mehr richtig verdaut und dadurch Kasomorphine und Gliadomorphine nicht mehr richtig abgebaut. Dies kann zu Verstopfung führen, wie wir das auch bei opioiden Schmerzmitteln kennen.

Da das Darmmilieu und die Darmwand in stetiger Symbiose leben, wird durch ein gestörtes Milieu auch der Durchlässigkeit des Darmes Vorschub geleistet.

Erhöhte Durchlässigkeit der Darmwand

Die Erhöhte Durchlässigkeit des Darmes, ist wie oben beschrieben, stark mit einem schlechten Darmmilieu vergesellschaftet. Wenn eine erhöhte Durchlässigkeit des Darmes besteht, kommen mehr unverdaute (durch Verdauungsstörungen) Exophine wie Casomorphine und Gliadomorphine ins Blut.

Akne

Nach mehreren Untersuchungen besteht ein Zusammenhang zwischen Milchkonsum und Akne.
Akne ist auf eine überhöhte mTOR-Aktivität an den Talgdrüsen zurückzuführen, die durch Milch gefördert wird.
Studien zu Milchkonsum und Akne zeigen, dass die Akne durch Hormone und bioaktive Moleküle in Kuhmilch verursacht wird.

In einer retrospektiven Studie von 47.355 Frauen war der Konsum von Milch während der Jugend mit Akne verbunden, am stärksten bei fettarmer Milch. Jahre später führte die gleiche Arbeitsgruppe eine prospektive Studie mit 6.094 Mädchen durch und stellte fest, dass eine Steigerung des Milchkonsums ein vermehrtes Auftreten von Akne zur Folge hatte, wobei keine Verbindung mit dem Milchfett gefunden werden konnte. Ebenso konnten die Forscher eine Verbindung von Akne bei Jungen im pubertären Alter und dem Konsum von Magermilch feststellen.

Italienische Wissenschaftler bestätigen in einer großen klinischen Studie den Zusammenhang von Akne und Milchkonsum. Auch amerikanische Wissenschaftler stellten eine dosisabhängige Beziehung zwischen Milchkonsum und Akne fest.

Über 85 % der Jugendlichen in den Industrienationen leiden an Akne. bei den Kitava-Inselbewohnern in Papua Neuguinea tritt dagegen keine Akne auf. Sie ernähren sich völlig ohne Milch. Ihr Insulinspiegel ist zudem nur halb so hoch wie bei den milchkonsumierenden Europäern.

Fettleibigkeit und Kalorien

Risikofaktor für eine Reihe von chronischen Erkrankungen ist Fettleibigkeit.
Cola ist als Zucker- und Kalorienbombe bekannt. Cola und Magermilch beinhalten etwa die gleiche Anzahl von Kalorien. Vollmilch hat etwa 50 % und Milch mit 2 % Fett etwa ein Drittel mehr Kalorien als Cola. Milch mit reduziertem Fettgehalt ist an 7. Stelle der führenden Quellen für Kalorien bei Amerikanern im Alter von 2 bis 18 Jahren und Vollmilch ist an der 12. Stelle.

Ischämische Herzerkrankung

Die ischämische Herzerkrankung ist eine Erkrankung, die durch

Arterienverkalkung und Durchblutungsstörungen im Herzmuskel ausgelöst wird. Dadurch kommt es in der Folge zu einer Unterversorgung des Herzens mit Sauerstoff, so dass wichtige Funktionen des Herz-Kreislaufes nicht mehr erfüllt werden können. Symptome sind dann eine Angina pectoris (Brustenge) oder ein Herzinfarkt. Auch hier wird wieder das A1 β-Casein als Mitverursacher angesehen.

Autismus

Bei der Verstoffwechslung von entstehen Morphine, und so überrascht es auch nicht wirklich, dass bei Kindern mit Autismus gezeigt werden konnte, dass das A1 β-Casein, die Schwere der Symptome negativ beeinflusst. Deshalb wird häufig eine glutenfreie, kaseinfreie Ernährung (GFCF Diät) empfohlen, die teilweise zu einer immensen Besserung der Symptomatik führt. Exorphine sind Kasomorphine und Gliadomorphinemine in der Nahrung. Kasomorphin (vom Protein Kasein in Milchprodukten) und Gliadomorphine (vom Protein Gliadin in Glutenhaltigen Produkten wie z.B. Weizen) sind opioide Peptide in Milch (aller Tierarten) und glutenhaltigen Getreiden. Durch Exorphine können die folgende Krankheiten verstärkt werden: ADH, ADHS, Schizophrenie, Autismus und Verstopfung.

Verunreinigungen der Milch

Milch enthält viele Verunreinigungen, die von Pestiziden bis hin zu Medikamenten reichen. Milch enthält Hormone und Wachstumsfaktoren, die im Körper der Kuh von Natur aus produziert werden. Darüber hinaus werden in einigen Ländern (legal und illegal) zusätzlich synthetische Hormone wie rekombinantes Rinder-Wachstumshormon (rBGH) den Milchkühen injiziert, um die Produktion von Milch zu erhöhen. Die heutigen Turbokühe aus Qualzuchten produzieren Milchmengen, für die eine Kuh natürlicherweise nie vorgesehen war. Das Ergebnis ist dann oft eine schmerzhafte Mastitis oder Entzündungen der Brustdrüsen. So gelangt auch Eiter in die Milch. Die Behandlungen dieser Erkrankungen erfordern den Einsatz von Antibiotika. Deshalb wundert es nicht, dass Antibiotika-Spuren in Proben von

Milch und anderen Milchprodukten
gefunden werden.
Pestizide, polychlorierte Biphenyle
(PCB) und Dioxine sind weitere
Beispiele von Verunreinigungen in der
Milch. Diese Toxine können den
Körper nicht einfach wieder verlassen,
so dass sich so hohe Konzentrationen
aufbauen können, die das Immun- und
das Fortpflanzungssystem
beeinträchtigen.
Auch das zentrale Nervensystem kann
betroffen sein. Darüber hinaus gelten
PCBs und Dioxine auch als
Karzinogene, also krebsauslösende
Substanzen. Dies gilt insbesondere
dann, wenn viel tierisches Eiweiß als
Nahrung zugeführt wird. Tierisches
Eiweiß gilt als eines der am stärksten
das Krebswachstum fördernden
Faktoren.

Lebensmittelproben wurden
verglichen mit Daten der nationalen
Verzehrstudie in Frankreich zur
Beurteilung der Aufnahme von Giften

wie Dioxinen, Furanen und dioxinähnliche PCBs. An der Toxinaufnahme hatte der Fischverzehr einen Anteil von 48 %, gefolgt von Milchprodukten mit 34 %.

Eine groß angelegte Untersuchung stellte in jeder Milch 20 synthetische Chemikalien fest. Die gefundenen Chemikalien sind Antibiotika, nichtsteroidale Antiphlogistika, Schmerzmittel, Antiepileptika, Konservierungsstoffe, Lipidsenker, Beta-Blocker und synthetische Geschlechtshormone. Insgesamt 20 pharmakologisch aktive Substanzen wurden gefunden.

Laut einer Untersuchung des Schweizer Bundesamts für Gesundheit (BAG) stammen 92 % aller Giftstoffe in der Nahrung (Dioxine und PCB) aus Tierprodukten. Größter einzelner Lieferant für Giftstoffe sind Milch und Milchprodukte mit 54 %!

Antibiotika - Im schlimmsten Fall drohen Resistenzen

Bei zu häufigem Einsatz können Antibiotika jedoch zu einer Resistenzentwicklung gegen bestimmte Wirkstoffe führen. Ob diese Resistenz sich ebenfalls auf dem Menschen übertragen kann, ist zwar offiziell umstritten – richtig wohl fühlt man sich angesichts der Diskussion jedoch nicht. Da ist es auch nur ein schwacher Trost, wenn überhaupt, dass laut BfR derzeit noch keine gesicherten Analysen darüber vorliegen, inwiefern sich die Anwendung von Antibiotika bei Nutztieren auf die Verbreitung von Resistenzen beim Menschen auswirkt.

Suchtmittel Käse

Welches Lebensmittel macht wohl am meisten süchtig? Wenn man Veganer befragt, welches Lebensmittel sie wohl am meisten vermissen, dann würden die meisten antworten: „...das was ich wirklich vermisse ist Käse." Wir alle wissen nun, Käse macht dick, süchtig und verursacht Gesundheitsprobleme. Die Milchindustrie weiß natürlich auch über die süchtigmachenden Bestandteile der Milch Bescheid, hat sie erforscht und macht sie sich zunutze.

Wie wird Käse hergestellt?

Zur Herstellung von Käse werden die festen Inhaltsstoffe der Milch vom flüssigen Bestandteil, der Molke, getrennt. Dieses so genannte

Dicklegen der Milch wird durch spezielle Milchsäure-Bakterien oder durch Labenzyme und Milchsäurebakterien erreicht.

Das Milcheiweiß wird durch Lab, ein im Kälbermagen vorkommendes Enzym, sowie spezielle Reifungskulturen zum Gerinnen gebracht. Heute verwendet man für die Labgewinnung Mikroorganismen, die eine gleichmäßige Produktqualität garantieren. Die dickgelegte Milch wird mit der Käseharfe in kleine Würfel geschnitten. Der entstehene Käsebruch wird zu Laiben, Broten, usw. geformt. Die Käsemasse wird gepresst, dadurch fließt die Molke ab, es bleiben die festen Bestandteile der Milch zurück. Durch Salzen wird dem Käse weitere Flüssigkeit entzogen. Dabei verfestigt sich die Rinde.

Warum macht Käse süchtig?

Es gibt einen Grund für unser Verlangen nach Käse. Käse enthält Kasein. Außerdem enthält er Kasein Fragmente, die sogenannten Kasomorphine, eine morphinähnliche Verbindung aus Kasein. Vereinfacht, Milchproteine haben eingebaute opiate Moleküle. Wenn wir diese konsumieren, docken diese Fragmente an den selben Rezeptoren in unserem Gehirn an, an die auch Heroin und andere Narkotika andocken.

Warum wir Käse lieben

Zunächst ist Käse, der Kasein enthält, fettig und salzig. Außerdem enthält er Kasomorphine oder Milchproteine. Opiate Moleküle umfassen das Milchprotein. Bei der Aufnahme von Milchproteinen docken diese

Fragmente an den selben Rezeptoren an wie Narkotika und Heroin.

Auch Milch hat Kasein. Wenn man Milch zu Käse verarbeitet, wird die Molke abgespalten. Man konzentriert die Proteine und das Fett. Mit der Erhöhung der Proteinkonzentration steigt auch der Kasomorphingehalt.

Käse ist eine Milch-Droge. Es überrascht nicht, dass man davon abhängig wird. Das wäre in Ordnung, wenn es nicht schädlich wäre. Aber er ist voller Cholesterin, Fett und Hormone.

Forscher glauben, das sei ein Trick der Natur Babies/Kälber dazu zu bringen, weiterhin Muttermilch zu trinken, was zum Überleben der Art beiträgt. Dies erklärt, warum Babies während des Stillens so glücklich aussehen, und warum es sich so gut anfühlt Käse zu essen.

Zum Vergleich: Eine Tasse Milch enthält 7,7 Gramm Protein, 80% davon ist Kasein. Wenn man sie zum Beispiel zu Cheddar verarbeitet, versiebenfacht sich der Proteingehalt, auf 56 Gramm. Dies ist die am höchsten konzentrierte Form von Kasein, den man in sämtlichen Lebensmitteln finden kann. Vereinfacht: wenn Milch Kokain ist, dann ist Käse Crack.

Unser Belohnungszentrum im Gehirn produziert Dopamine wenn wir salziges Essen wie Käse zu uns nehmen, um uns zu ermutigen mehr davon zu essen (viele abhängig machende Drogen steigern die Dopamin Produktion). Dopamine machen, dass wir uns von dem angezogen fühlen, was den Dopaminrausch verursacht hat, wie Käse. Das ist der Grund warum die Menschen so verrückt danach sind, und warum es sogar tierliebende Vegetarier schwer haben, davon loszukommen.

Kasomorphine

Kasomorphine sind opiatähnliche Stoffe, sogenannte Peptide, die bei der Verdauung aus dem in Milchprodukten häufigsten Protein, dem Kasein entstehen. Es reizt die selben Rezeptoren im Gehirn, die auch für den Rausch nach der Einnahme von Morphinen verantwortlich sind.

Kasomorphine dämpfen das Bewusstsein, lindern Schmerzen und beeinflussen den Blutdruck sowie die Darmbewegungen. In der Milch dienen die Morphine dazu, die Bindung des Kälbchens zu seiner Mutter zu stärken, beim Säugen wirken sie beruhigend auf das Junge.

Sehr schnell gewöhnt sich der menschliche Organismus an die Suchtstoffe im Käse und in der Milch. Daher können sich einige Menschen nicht vorstellen auf Käse zu verzichten. Oft fällt Fleischessern der Umstieg zum Veganismus darum leichter als Vegetariern, die alle Fleischprodukte durch Käse zu ersetzen.

An Autismus und Schizophrenie erkrankte Menschen weisen neuesten wissenschaftlichen Erkenntnissen zu Folge, häufig einen stark erhöhten β-Kasomorphin-7-Spiegel auf.

Des weiteren enthält Käse unter anderem auch noch die dem Amphetamin ähnliche Chemikalie Phentylethylalamin, die auch für die süchtig machende Wirkung von Wurst verantwortlich sein soll.

Es ist bewiesen, das Käse süchtig macht.

Wie sinnvoll ist eine GFCF Diät?

Hintergrund

Die GFCF Diät bedeutet, dass auf Gluten und Casein verzichtet werden soll (GFCF = Gluten-frei, Casein-frei).

Biochemische Zusammenhänge

Bei der Herstellung von weizenhaltigem Brot und Käse entstehen bei Fermentations-, Erhitzungs- und enzymatischen Abbauprozessen aus den Eiweißen Gliadin (Weizenklebereiweiß) und dem Kasein (Milcheiweiß) sogenannte Exorphine. Aus Gliadin entsteht das Heptapeptid **Gliadorphin**, bestehenden aus den 7 Aminosäuren Tyrosin-Prolin-Glutamin-Prolin-Glutamin-Phenylalanin. Beim Abbau von Kasein entsteht das Exorphin **Kasomorphin,** ein Heptapeptid welches aus den Aminosäuren H-

Tyrosin-Prolin-Phenylalanin-Prolin-Glycin-Prolin-Isoleucin-OH aufgebaut ist. Reagiert es mit dem Enzym Carboxypeptidase Y resultiert daraus das Pentapeptid H-Tyrosin-Prolin-Phenylalanin-Prolin-Glycin-OH (*Kasomorphin-5*), das eine stärkere opiatartige Aktivität aufweist als das **Kasomorphin-7.**

Wie der Begriff Exorphine schon anklingen lässt, handelt es sich bei diesen Abbauprodukten des Gliadins und Kaseins um Verbindungen, die ähnlich wie die körpereigenen Endorphine oder das aus dem Schlafmohn gewonnene Morphin, in der Lage sind die Opiatrezeptoren zu stimulieren.

Wirkungen an den Opiatrezeptoren

Exorphine wirken wie Endorphine und Opiate an den Opioidrezeptoren. Diese werden stimuliert und führen zu ähnlichen, abgeschwächten

Wirkungen, wie sie von Endorphinen oder Opiaten ausgelöst werden. Die häufigsten Auswirkungen sind die Analgesie, Euphorie, Atemdepression oder Obstipation.

Bei Patienten mit Depressionen, Schizophrenie, Autismus, Epilepsie und ADHS, konnten In klinischen Untersuchungen Exorphine in relativ hohen Konzentrationen im Urin nachgewiesen werden. Somit mussten sie die Darmwand passiert haben, um anschließend über das Blut renal gefiltert zu werden.

Wahrscheinlich entstehen im menschlichen Darm Exorphine und Inhibitoren zu gleichen Verhältnissen. Da sie transzellulär nur in seltenen Fällen die Darmwand passieren können, ist die Resorption dieser Peptide ist zudem eher gering. Somit werden die Kasomorphine und Gliadorphine möglicherweise von Peptidasen des Verdauungstraktes und der Darmbakterien zu

Aminosäuren abgebaut, anschließend werden sie mittels erleichterter Diffusion resorbiert. Bei einem leaky gut Syndrom jedoch, können Exorphine in großem Maße in das Blutgefäßsystem übertreten und zu einer unphysiologischen Aktivierung der Opioidrezeptoren im ZNS und ENS (enterisches Nervensystem = Darmhirn) beitragen. Auswirkungen können dabei eine verminderte Schmerzwahrnehmung, ein gestörter Hormonhaushalt, Appetitsteigerung, Verstopfung und veränderte Emotionen sein.

Obwohl dies ein Gesundheitsbuch ist, möchte ich ihnen die unappetitlichen Details der Milch und Käseproduktion nicht vorenthalten. Wenn Ihnen jetzt endgültig der Appetit vergeht, gut, das ist beabsichtigt.

Milchproduktion

Wie alle Säugetiere geben Kühe, nur dann Milch, wenn sie Nachkommen zur Welt gebracht haben. Sie sind neun Monate lang trächtig und haben einen drei- bis fünfwöchigen sogenannten Brunstzyklus, entsprechend dem Menstruationszyklus.

Milchkühe werden jedoch nicht als Lebewesen mit eigenen den Menschen ähnlichen Bedürfnissen gesehen, sondern als

Produktionsmaschinen. Um für die Industrie nutzbar zu sein, unterliegen sie einem lebenslangem Kreislauf von Trächtigkeit und Laktation. Ab dem zweiten Lebensjahr beginnt für die Kühe die dauernde Trächtigkeit. Sie werden jedes Jahr künstlich befruchtet und sind fast ununterbrochen tragend, damit sie unterbrochen Milch geben können.

Nach neun Monaten Tragzeit gebären sie. Die Kälber werden ihnen gleich nach der Geburt weggenommen, was immer traumatisch für die sozialen und sensiblen Tiere ist. Die Kälber dürfen nicht die Milch ihrer Mütter trinken, denn ihre Verdauungsorgane sind nicht auf den hohen angezüchteten Milchfettgehalt der Mütter eingerichtet, auch das Infektionsrisiko wäre zu hoch. Außerdem könnte die Milchleistung der Mutterkühe nachlassen und eine Folgebesamung verzögert werden.

Die Kühe werden gleich nach den Geburten bis wenige Wochen vor der nächsten, zweimal täglich an die Melkmaschine angeschlossen. Da die Kuhzitzen empfindlich sind, laufen die Melkprozeduren im automatisierten Milchbetrieb, in der die Melkmaschinen auch unprofessionell oder zu schnell angelegt werden, oft unter Schmerzen ab.

Schon wenige Wochen nach einer Geburt werden sie erneut geschwängert, damit sie, bei abnehmender Milchleistung gleich erneut gebären und in eine neue Laktationsphase eintreten.

Die Mutterkühe wären sie nach Ende ihrer Laktationsperiode wirtschaftlich nicht mehr nutzbar, würden sie nicht kurz nach der Geburt wieder befruchtet.

Die Laktationszeit konnte inzwischen

von etwa ursprünglich sechs Monaten auf 10 bis 11 Monate ausgedehnt werden. Man kann davon ausgegehen, dass etwa die Hälfte der heute ermolkenen Milch von trächtigen Tieren stammt.

Eine Kuh ist etwa 75 Prozent ihrer Laktationszeit tragend.

Die benötigten Nährstoffe für diese enormen Stoffwechselumsätze können selbst durch Kraftfutter nicht geliefert werden, deshalb werden diese kontinuierlich den Körpern der Tiere entzogen. Aufgrund der damit einhergehenden Pansenübersäuerung und anderer Stoffwechselstörungen sowie dem Verlust von Kalzium, sind die Kühe daher in wenigen Jahren völlig ausgelaugt. Grundlage des Profits für die Milcherzeuger ist natürlich, dass sie in möglichst kurzer Zeit möglichst viel Milch geben. Die Milchleistung lässt nach wenigen

Laktationsphasen nach, obwohl auch Antibiotika illegal als Leistungsverstärker eingesetzt werden.

Nach maximal fünf Jahren sind die Kühe aufgrund der Haltungsbedingungen, Mangelernährung und der Überbeanspruchung durch permanente Trächtigkeit und Milchproduktion so „verbraucht", dass sie „wertlos" geworden sind.

Dann werden sie meist in diesem jungen Alter geschlachtet, da sie dann nicht mehr genug Milch einbringt um profitabel zu sein. Wenn eine Kuh, in ihrer ersten Laktationsphase keine 7.000 Liter Milch gibt, landet sie sofort im Schlachthaus, da ihre zukünftige Milchleistung zu gering wäre. Die natürliche Lebenserwartung der Kühe läge bei 15 bis 30 Jahren.

Die Rinderhaltung für die

Milchproduktion führt neben der Erzeugung von klimaschädlichen Treibhausgasen zu einem ähnlichen massenhaften Leid wie die Fleischindustrie. Das Streben der Intensivtierhaltung der modernen Landwirtschaft gilt einzig dem maximalen Profit, so schnell und billig wie möglich die maximale Menge an Fleisch und Milch zu produzieren.

Durch Mechanisierung und Industrialisierung der Landwirtschaft konnten Kühe als reine Milchtiere genutzt werden. Ihr Lebensalter sank dadurch von etwa 18 auf heute fünf bis sechs Jahre. Die Milchleistung konnte stetig durch intensivierte Zuchtauswahl und Kraftfutter gesteigert werden (Proteinpellets aus gepresstem Getreide oder Soja und diversen Beimischungen), das nichts mit dem ballaststoffreichen Wiesengräsern zu tun hat und daher für das

Wiederkäuerverdauungssystem nicht geeignet ist. Seit 1850 konnte die jährliche Milchleistung einer Kuh von etwa 1000 Liter auf heute etwa 8000-10000 Liter gesteigert werden.

Dies wurde auch erreicht durch die Zugabe von Hormonen, die ununterbrochene Folge von Trächtigkeiten, und durch künstliche Befruchtung noch während der Laktation sowie die Rationalisierung und Technisierung der Melk- und Haltungssysteme im Stall.

Die Mehrzahl der Kühe verbringt ihr Leben auf Spaltenböden in industriellen Tierfabriken oft krank und unter Schmerzen.

Die meisten Milchkühe leiden aufgrund der unnatürlich hohen Milchleistung, auf die sie gezüchtet wurden, an Euterentzündungen sowie an Bein- und Fußkrankheiten.

Platzmangel, die Betonspaltenböden, die nassen und mit Gülle verschmutzen Böden sowie mangelhafte Hygiene stellen die größten Gefahren für die Verursachung von Bein- und Fortbewegungsproblemen dar. Diese erhöhen die Anfälligkeit für andere Erkrankungen wie Mastitis und Stoffwechselkrankheiten. Mit der Einführung der Melkmaschinen in den Nachkriegsjahren begann die von Mastitis, einer schmerzhaften bakteriellen Entzündung der Euterdrüsen. Zusätzlich verbreitet sich die Krankheit durch eindringende Erreger, dem Liegen auf verkoteten Betonflächen und der Fütterung mit Kraftfutter, anstatt mit artgerechter Nahrung wie Gras und Heu. Dies betrifft etwa 30 bis 50 Prozent aller Kühe in Europa. Dies ist der häufigste Grund für den Antibiotikaeinsatz bei Kühen, da Mastitis nur mit Penicillin und Antibiotika bekämpft werden können.

Die überwiegende Menge aller Milchprodukte stammt also von Kühen die ein Leben auf kotverschmierten Spaltenböden, ohne natürliche Familienstrukturen, körperlich überlastet, krank und unter Schmerzen, gefangen in industriellen Tierfabriken führen, die sie erst wieder durch den Tod verlassen werden.

Um die Milch für Menschen verwertbar zu machen, müssen die Kälber ihren Müttern weggenommen werden. Natürlich geben Kühe den Menschen weder ihre Kälber noch ihre Milch freiwillig.

Gleich nach der Geburt werden sie den Müttern entrissen, in Boxen gesperrt und mit Ersatznahrung gefüttert. Diese Trennung ist für die Mutter wie für ihren Nachwuchs eine erhebliche psychische Belastung. Die Kälber wachsen bis zum Alter von acht Wochen in Einzelhaltung, in kleinen Kunststoffboxen oder sogenannten Kälberiglus auf, statt unter dem Schutz von Mutter und der Herde. Auch durch die später vorgeschriebene Gruppenhaltung lassen sich schwere Verhaltensstörungen und Leiden der Kälber nicht ausgleichen.

Die weiblichen Tiere sind genauso zu einem Leben als Gebärmaschine, in einem Kreislauf aus Befruchtung, Schwangerschaft, Geburt und Milchproduktion verdammt.

Die für die Milchindustrie nicht ausnutzbaren männlichen Kälber, werden nach ein bis zwei Wochen an Mastbetriebe verkauft und für die Fleischproduktion gemästet. Nach wenigen Monaten bis etwa anderthalb Jahren, meist noch als „Kleinkinder", werden sie geschlachtet. Schon nach ein paar Tagen werden weniger gesunde Tiere geschlachtet. Durch die schlechten Haltungsbedingungen sterben aber schon viele vor dem geplanten Zeitpunkt der Schlachtung. Während der Aufzucht der Kälbern liegen die Sterblichkeitsraten bei 10 bis 15 Prozent.

Schlusswort:

Vom Mythos Milch bleibt am Ende nicht mehr viel übrig. Die Schlussfolgerung aus sämtlichen Fakten sollte sein: Milch und Milchprodukte sind weder für Mensch, Tier oder Umwelt gut. Ich denke jeder sollte jetzt für sich entscheiden, wie man mit diesen Informationen umgeht. Woher stammen Glaubenssätze, wer hat welches Interesse, Meinungen zu bilden. Am Ende siegt immer die Profitgier, die Gesundheit der Menschen spielt dabei keine Rolle. Passen Sie auf sich auf.

Herzlichst,
Ihr Doktor Georg.

Impressum: